W0288412

Vergiss Shampoo!

Über die Autorin: Claudia Peters glaubt an eine Welt, in der Menschen verantwortungsbewusst mit Ressourcen umgehen sowie eigenverantwortlich und zufrieden leben können. Sie schreibt, um ihren Teil zu dieser Welt beizutragen. Angetrieben von Neugier und Wissensdurst, stellt sie in ihrem Alltag alle möglichen Gewohnheiten in Frage und experimentiert in verschiedenen Lebensbereichen mit alternativen Lösungen. Mit ihren Büchern möchte sie ihre Erfahrungen an andere weitergeben.

Vergiss Shampoo!

'NO POO'

Der natürliche Weg zu glanzvoll gesundem Haar

Claudia Peters

Alle Inhalte dieses Buches wurden mit größter Sorgfalt erstellt. Für Richtigkeit, Vollständigkeit und Aktualität der Inhalte kann jedoch keine Gewähr übernommen werden. Dieses Buch enthält Links zu Webseiten Dritter, auf deren Inhalte kein Einfluss genommen werden kann. Somit kann für diese fremden Inhalte auch keine Gewähr übernommen werden.

Copyright © 2015 Claudia Peters

Alle Rechte vorbehalten.

1. Auflage 2015

Covergestaltung: amycovers – fiverr.com

Cover-Titelbild: ©HamsterMan – Fotolia.com

ISBN: 1511458402

ISBN-13: 978-1511458405

Claudia Peters - Friedrich-Engels-Straße 7 - 08396 Waldenburg

Email: info@no-poo.net

Bildnachweis:

In 'Die Natur unserer Kopfhaare ' - © bilderzwerg - Fotolia.com
In 'Geeignete Bürsten' - © Claudia Peters
In 'Richtig Bürsten ' - © Claudia Peters

Inhaltsverzeichnis

Haare heute

Haare sind etwas Wundervolles. Zu allen Zeiten und in allen Gesellschaften der Welt spielten sie eine wichtige Rolle. Man stellte sich mit ihnen dar, drückte seinen Status oder auch seine Geisteshaltung aus. Und wenngleich wir heutzutage diesbezüglich zwar größere Freiheit in der Wahl unserer Frisuren genießen, so ist doch glänzendes Haar auch heute noch ein Symbol für Kraft, Schönheit, Vitalität und Gesundheit. Darüber hinaus dient uns die Kopfbehaarung als UV-Schutz und Wärmeisolierung. Mancherorts wird sogar diskutiert, ob unsere Haarpracht nicht sogar einem höheren Zweck, wie der Orientierung im Raum oder der Anbindung an das Universum, dient.

Wie dem auch sei, wir alle legen Wert auf schönes und gesundes Haar. Doch gerade in der heutigen Zeit ist unser natürlicher Kopfschmuck vielen Belastungen ausgesetzt: trockene Heizungsluft in Wohn- und Arbeitsräumen, häufiges Waschen, Föhnen, Stylen, Färben. Dazu kommen noch verschiedene Umwelteinflüsse, und nicht zuletzt spielt auch die Ernährung eine Rolle für das Erscheinungsbild von Haut und Haar.

Um dieses Erscheinungsbild ist es nicht gerade gut bestellt: Sehr viele Menschen sind mit ihrem Haar unzufrieden - in unzähligen Internetforen ist das zu lesen. Filme und Werbung präsentieren uns schöne, meist bearbeitete Bilder von makellosen Menschen - und die haben immer auch perfektes Haar. Wir orientieren uns daran, möchten auch gern so aussehen, aber im realen Leben bekommen wir das irgendwie nie hin. Dem Haar fehlt es oft an Kraft, an Glanz und an Fülle. Viele schlagen sich darüber hinaus noch mit schuppender, empfindlicher und juckender Kopfhaut herum - oder sogar mit Haarausfall.

Aber zum Glück gibt es unzählige Anbieter, die diverse Produkte unterschiedlichster Art, für die verschiedenen Haartypen auf den Markt bringen. Wir müssen uns dann quasi nur einmal durch das gesamte Haarpflegesortiment einer Drogerie hindurchwühlen, mal diesen und mal jenen Artikel ausprobieren. Irgendwann werden wir schon das passende Produkt oder die stimmige Kombination von Produkten aus verschiedenen Pflegeserien finden. So gehen Jahre ins Land und nicht nur der Geldbeutel, sondern auch unser Haar wird dabei dünner und dünner.

Und zu all dem kommen Jahr für Jahr neue Haarkosmetik-Inhaltsstoffe in Mode. Davon werden manche schon im Folgejahr als gesundheitlich bedenklich, oder der Haargesundheit zumindest nicht besonders zuträglich, wieder verworfen. So wird beispielsweise von Silikonen, welche jahrelang als Geheimwaffe der Shampoo-Hersteller galten, heute durch viele Haarexperten abgeraten. Sie schaden längerfristig dem Aussehen und auch der Gesundheit des Haares.

Woher wissen wir dann aber, dass die aktuelle Zusammensetzung der genutzten Haarkosmetik sinnvoll und gut ist? Können wir den Herstellern glauben, dass ihnen unsere Gesundheit wichtiger ist als ihr Profit? Wem können wir eigentlich noch vertrauen? Gibt es denn überhaupt etwas, was wirklich funktioniert und wirksam ist? Die Fülle an immer mehr ins Detail gehenden Informationen, Methoden und Anwendungen, wie gesundes und schönes Haar zu bekommen ist, wächst, während wir selbst immer verwirrter und unsicherer werden. Jeder Friseur, jeder Apotheker, jedes Forumsmitglied, jeder Blogger rät uns etwas anderes zur Behebung eines spezifischen Problems. Was sollen wir tun? Nun, die Lösung aller komplexen Probleme liegt bekanntlich in der Einfachheit.

Und es gibt sie, die einfache und minimalistische Methode, die konsequent darauf beharrt, dass weniger mehr ist: NO POO. Dieser etwas seltsame Begriff ist die englische Kurzform von „no shampoo". Halb Hollywood schwört aktuell auf den Verzicht von Shampoo. Besonders in englischsprachigen Blogs und Foren gibt es unzählige Erfahrungsberichte dazu. Aber auch in den deutschen Medien kann man mittlerweile schon mal auf dieses Schlagwort stoßen. Wobei hier die Berichterstattung häufig eher voreingenommen und nicht besonders umfassend vonstattengeht.

Dieses Buch klärt, was es mit dem Trend NO POO auf sich hat, und wieso es sich positiv auf die Haargesundheit auswirkt, das Shampoo wegzulassen. Es zeigt verschiedene Wege der Umsetzung im Alltag auf und legt dar, was den Anwender auf diesen Wegen erwartet - dabei wird zugleich einiges an Mythen und Vorurteilen aus dem Weg geräumt. Darüber hinaus liefert es wertvolle Tipps, was zu beachten ist, damit die Methode wirklich funktioniert.

Bereit? Dann lasst uns keine Zeit verlieren.

Die Natur unserer Kopfhaare

Ein weiser Mann namens Albert Einstein sagte einmal:

> *„Schau tief in die Natur, und dann wirst du alles besser verstehen.“*

Nun gut, sieht man Albert Einstein vor sich, so möchte man meinen, dass er diesen Leitsatz wohl auf vieles, aber nicht unbedingt auf seine Haare angewandt hat. Immerhin war er ein sehr schlauer Mann, also befolgen wir vielleicht einfach seinen klugen Rat und schauen, ob er uns zu besserem Verständnis führt.

Sehen wir uns zunächst einmal an, wie so ein Haar aufgebaut ist. Grundsätzlich besteht es aus drei Schichten:

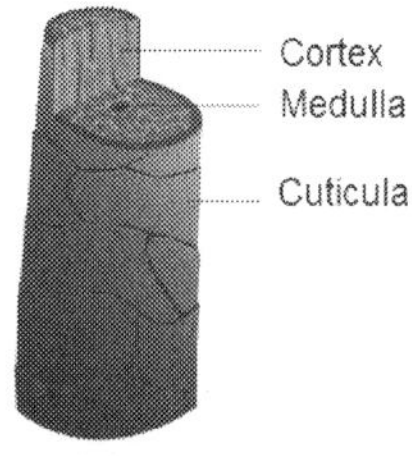

- 'Medulla': Der Markkanal in der Mitte des Haares besteht aus einem schwammartigen Material.

- 'Cortex': Macht etwa 80 % des Haares aus, besteht aus Keratin-Faserbündeln, die mittels einer Kittsubstanz miteinander verbunden sind. Ihre Beschaffenheit bestimmt die Elastizität und die Widerstandsfähigkeit des Haares.

- 'Cuticula': Diese äußere Schuppenschicht besteht aus durchsichtigen, verhornten, abgestorbenen Zellen, die tannenzapfenartig angeordnet sind. Diese Schicht ist für das Erscheinungsbild unseres Haares verantwortlich. Bei gesundem Haar liegen die Schuppen flach an und ergeben eine glatte, lichtreflektierende Oberfläche - glänzendes Haar.

Das einzelne Haar entsteht in einer ca. vier Millimeter tiefen Einbuchtung der Oberhaut - dem Follikel. An seiner Basis befinden sich die Haarwurzel und die Haarpapille. Hier wird das Haar verankert, aus seinen verschiedenen Bestandteilen zusammengesetzt, mit Nährstoffen versorgt und über die Wurzelscheide kontinuierlich nach außen geschoben. Haare wachsen pro Tag ungefähr 0,33 Millimeter, das macht etwa einen Zentimeter pro Monat.

Die Ernährung des Haares mit Mineralstoffen und Eiweiß findet über das Blut statt. Dafür verfügt jedes einzelne Haar über einen eigenen Blutkreislauf, welcher über viele kleine Kapillargefäße an den großen Körperblutkreislauf angeschlossen ist. Zudem wird jedes Haar von einem Muskel und vielen Nervenfasern umfasst. Dadurch kann es uns buchstäblich zu Berge stehen, wenn es vom Muskel aufgerichtet wird, oder wir verspüren ein Ziepen, sobald uns jemand an den Haaren zieht.

Eine Haarwurzel hat eine durchschnittliche Lebensdauer von sieben Jahren, stirbt sie, wird das Haar nicht mehr versorgt und fällt aus. Dieses Schicksal erleiden täglich ca. 60 bis 100 Kopfhaare, zugleich werden aber auch ständig neue Haarwurzeln gebildet, aus denen dann neue Haare wachsen.

Und zuletzt, aber für das Thema dieses Buches besonders interessant: Jedes Haar hat eine eigene Talgdrüse. Diese ist am Follikel angeschlossen und produziert Hauttalg – das sogenannte Sebum. Dabei handelt es sich um ein klares, fetthaltiges Gleit- und Schmiermittel. Jeder Mensch produziert davon ungefähr ein bis zwei Gramm pro Tag. Die genaue Menge ist von Mensch zu Mensch verschieden und wird von Faktoren wie Alter, Hormonhaushalt, Ernährung und Umwelteinflüssen mitbestimmt. Bei jeder kleinen Bewegung des Haares wird ein wenig Sebum ausgepresst. Die Oberfläche von Kopfhaut und Haaren bekommt somit einen wasserabweisenden Schutzfilm, der dem Haar Glanz und Geschmeidigkeit verleiht und das Sprödewerden sowie das Abbrechen verhindert!!!

Aufgehorcht: Der letzte Satz hört sich doch genauso an wie das, was uns handelsübliche Shampoos und Conditioner auch versprechen. Genau das ist es doch, was wir uns wünschen. Möglicherweise ist dies ein erster Hinweis darauf, dass wir Shampoo und Co. gar nicht benötigen. Vielleicht sind wir von Natur aus schon bestens versorgt.

Unser natürliches Haarpflegeprogramm

Ist es möglich, dass die Natur uns zu unserem Haar auch gleich einen Pflegemechanismus mitgeliefert hat? Denkbar wäre es schon, jedes natürliche System ist schließlich auf seine eigene Erhaltung ausgelegt. Ganz egal, ob es sich um einen Wald, einen Baum, einen Vogel, einen See, den gesamten menschlichen Körper oder auch nur um ein einzelnes Organ handelt - zu seiner Erhaltung ist jedes dieser Systeme mit bestimmten Mechanismen ausgestattet.

Ein gutes Beispiel dafür liefert unser größtes Organ - die Haut. Jeden Monat erneuert sie sich vollständig, Zelle für Zelle - und das ganz von selbst. Wenn wir uns verletzen, wird der Wirkmechanismus ‚Wundheilung' in Gang gesetzt. Diesen komplexen Vorgang reguliert unser Körper ohne unser bewusstes Zutun. Genauso gut könnte es möglich sein, dass die Versorgung mit Sebum als ein natürliches Pflegeprogramm für unser Haar angedacht ist! Es ist doch recht unwahrscheinlich, dass sich Mutter Natur gerade beim Thema Haarpflege desinteressiert zurücklehnt und darauf vertraut, dass der Mensch sich früher oder später schon selber aktiv mit chemischen Mitteln behelfen wird, um sein Haar gesund zu erhalten.

Wie könnte denn die Pflege und Reinigung unserer Haare natürlicherweise, ohne Chemie, vonstattengehen? Shampoo, Conditioner und Co. - wie wir sie heute kennen - gibt es schließlich noch gar nicht so lange in der Geschichte der Menschheit. Werfen wir einmal einen kurzen Blick ins Tierreich: Auch hier gibt es schließlich Haut mit Haaren.

Und die sind auch nach recht ähnlichen Prinzipien angelegt und aufgebaut wie die Unseren. Denkt einmal an ein Wildpferd, einen Löwen oder auch eure Hauskatze: Habt ihr schon einmal gesehen, dass ein solches Tier - sofern es gesund ist - fettiges, stumpfes oder schuppiges Fell hat? Wer eine kooperative Katze hat, sollte ruhig mal ihren Pelz richtig unter die Lupe nehmen und auch daran riechen: Das Fell ist sauber, geruchlos und glänzend! Schmutz, Staub, abgestorbene Körperzellen und was sich sonst noch in solch einem Fell ansammelt, wird durch Knabbern, Lecken, Wälzen oder Reiben entfernt. Und auch Wasser spielt hin und wieder eine Rolle bei der Reinigung der Haare, sei es in Form von Regen, einem Bad oder Speichel. Für Pflege, Schutz und natürlichen Glanz des Fells, sorgt auch bei den Tieren ein Schutzfilm aus Sebum.

Nun haben wir Menschen sicherlich ganz andere Ansprüche an Hygiene oder ein gepflegtes Äußeres, als Tiere. Knabbern, Lecken, Wälzen und Reiben gehören nicht ganz so zu unserem Verhaltensrepertoire - jedenfalls nicht, wenn es um die Haarpflege geht. Aber dennoch lohnt es sich, den springenden Punkt der obigen Ausführung einmal unter die Lupe zu nehmen: Die Tiere kommen - im Gegensatz zu uns Menschen - gänzlich ohne chemische Waschsubstanzen aus, sie reinigen ihr Fell mechanisch.

Na und sind eben Tiere! Ist doch egal auf welche Weise, Hauptsache saubere Haare? Nun ja: Die mechanische Reinigung der Haare hat jedenfalls einen ganz entscheidenden Vorteil gegenüber der chemischen: Sie behindert das natürliche Pflegeprogramm mittels Sebum nicht in seiner Wirkung. Dieses kann trotz mechanischer Haarreinigung optimal ablaufen. Die chemische Reinigung mit Shampoo hingegen be- und verhindert das Programm. Sie entfernt das nützliche Sebum, welches unsere Haare besser schützt und pflegt als jede andere Haarkur. Deshalb wird unser Haar vielfach spröde und brüchig. Bei der Talgproduktion auf unserem Kopf handelt es sich nämlich mitnichten um eine lästige Fehlkonstruktion der Natur, die wir mit Shampoo bekämpfen müssen. Diese Annahme hat sich irrtümlich und unhinterfragt in unseren Köpfen festgesetzt - untermauert von der Werbung der Kosmetikbranche. Vielmehr ist das Sebum eine Substanz, die zu unserem Haar von Natur aus dazugehört und eine wichtige Schutz- bzw. Pflegefunktion hat. Zusammengesetzt ist Sebum im Übrigen aus Triglyceriden, freien Fettsäuren, Wachsen und Proteinen. Das Bemerkenswerte daran ist: All das enthalten handelsübliche Conditioner, in zumeist künstlicher Form, ebenfalls.

In Anbetracht dessen erscheint es unglaublich paradox und umständlich, dass wir das Sebum erst wegshampoonieren, um danach dem Haar das Weggenommene mittels Conditioner in künstlicher Form zurückzugeben! Im folgenden Kapitel werfen wir einen Blick hinter die Kulissen des chemischen, shampoo-dominierten Pflegealltags und werden sehen: Es wird noch verrückter.

Wie wir der Natur die Tour vermasseln

Durch ständiges Waschen mit Shampoo entfernen wir hocheffizient auch den kleinsten Fettfilm, der unser Haar eigentlich schützend ummanteln sollte. Wenn das Haar nun immerzu fettfrei ist, werden die Talgdrüsen unentwegt dazu angeregt, mehr Sebum zu produzieren. Denn so ist es von der Natur vorgesehen - und eigentlich auch sehr nett gemeint. Wir missverstehen die wahre Qualität dieses Vorgangs, wenn wir meinen er sei lästig und gehöre unterbunden.

Aber das ist noch nicht alles: Wir beeinflussen diesen Vorgang sogar noch zu unseren Ungunsten. Denn je öfter das Haar gewaschen wird, desto schneller wird auch nachgefettet. Je schneller es nachfettet, umso öfter waschen wir. Ein Teufelskreis. Das ist ein wenig so, als würden wir den Mechanismus der Wundheilung unserer Haut ständig dadurch behindern, dass wir den Schorf einer Wunde immer und immer wieder entfernen, weil er so hässlich aussieht. Aber er wird sich wieder und wieder bilden und durch unsere Eingriffe wird die Wunde schlussendlich langsamer heilen und die verbleibende Narbe größer sein.

Unsere Haare werden durch ständiges Waschen mit Shampoo also permanent ihres natürlichen Pflegemittels beraubt. Kein Wunder, dass sie nicht glänzen oder sogar brüchig werden. Das ist natürlich so gar nicht in unserem Sinne. Und deshalb enthalten fast alle Shampoos und die meisten Conditioner Silikone oder Silikonöle. Erkennbar sind diese Inhaltsstoffe u.a. an den Endungen ‚-cone' oder ‚-conol'. Explizit als silikonfrei ausgewiesene Produkte sind auf dem Markt bisher eher die Ausnahme. Silikone sind Filmbildner. Sie lagern sich am brüchigen Haar ab und bilden eine dauerhafte Schicht rund um dieses herum. Dadurch sieht das Haar gesund und glänzend aus. Gerade die ersten Anwendungen silikonhaltiger Haarpflegeprodukte scheinen deshalb nahezu Wunder zu bewirken. Doch die Silikonschicht wird von Wäsche zu Wäsche dicker, das Haar wird mit der Zeit schwerer und hängt irgendwann schlaff und spröde herab. Mit der Silikonschicht wird der Verbraucher getäuscht. Das Haar scheint zwar zunächst gesund, ist es aber nicht. Innerhalb der Silikonabdichtung vertrocknet es sogar allmählich, da es nicht mehr mit Feuchtigkeit versorgt werden kann.

Neben den Haaren wird immer auch unsere Haut durch den Kontakt mit chemischen Mitteln belastet. Die eben erwähnten Silikone lagern sich nämlich nicht nur an den Haaren, sondern auch auf der Kopfhaut ab und verkleben sie auf diesem Wege regelrecht. In so ziemlich jedem herkömmlichen Shampoo sind außerdem Sulfate enthalten, z.b. 'Ammonium Lauryl Sulfate' oder 'Sodium Laureth Sulfate'. Diese chemischen Reinigungsmittel zählen zu den scharfen Tensiden und sind für die entfettende Wirkung eines Shampoos verantwortlich. Und auch hier entfetten sie leider nicht nur das Haar, sondern die Kopfhaut gleich mit - sie trocknet aus. Sulfate haben zudem eine stark allergene und irritierende Wirkung auf unsere Haut. Nicht wenige Kopfhautprobleme, wie beispielsweise Schuppen oder Juckreiz, gehen auf das Konto dieser Substanzen.

Je mehr es juckt, und je mehr das Haar nachfettet, umso öfter wird gewaschen. Bei jeder dieser Wäschen quellen die Haare auf, die äußeren Schuppen liegen nicht mehr an, sondern öffnen sich. Der basische pH-Wert der Shampoos verstärkt diesen Effekt noch. In diesem Zustand ist die äußere Schuppenschicht, wie auch das gesamte Haar, sehr anfällig für Schädigungen – die wir dann wiederum versuchen, mit Conditioner zu beheben...

All das spricht doch sehr dafür, unsere herkömmliche Haarpflegeroutine zu überdenken. Dabei können wir unsere Haarpracht ruhig mit einem schicken und wertvollen Wollpullover vergleichen, der besteht ja auch aus Haaren. Keiner käme auf die Idee diesen Pullover nun so oft wie möglich zu strapazieren, zu waschen, zu shampoonieren und zu schleudern. Nein - „So selten wie möglich und dann Schonwaschgang!" lautet hier die Devise. Und dies gilt genauso auch für unser Haar. Oft ist weniger eben mehr. Auch dann, wenn die Kosmetikindustrie versucht uns weiszumachen, dass wir ihre unzähligen Produkte brauchen - na logisch, sie lebt ja davon. Gesündere und schönere Haare sind nicht durch den Erwerb und die Anwendung vielfältiger chemisch-industrieller Mittel zu bekommen, sondern durch ein Weglassen dieser: eben NO POO!

Die Schlüssel zu glanzvoll gesundem Haar

NO POO in der Praxis

Wenden wir uns nach all den theoretischen Betrachtungen nun der Praxis zu. Natürliche Haarpflege im Alltag ist wunderbar einfach:

- *Schlüssel 1: NO POO heißt, Shampoo und andere chemisch-industrielle Haarpflegeprodukte, die im Badezimmer herumstehen, verwerfen, vergessen, verschenken!*

Alles was wir zur Pflege unserer Haare brauchen, haben wir in greifbarer Nähe. Das Sebum ist in seiner Zusammensetzung genauestens auf die Bedürfnisse unserer Haare abgestimmt - und zwar ganz individuell. Warum in die Ferne schweifen, wenn das Gute liegt so nah? Wir können aufhören, in der Drogerie von einem Regal zum nächsten zu flanieren, in der Hoffnung, dort gäbe es das ultimative Produkt für schönes und gesundes Haar. Unser Körper produziert Selbiges nämlich schon - und zwar ganz exklusiv für uns. Wir müssen nur eines tun: Den natürlichen Pflegemechanismus unserer Haare unterstützen. Das machen wir am besten, indem wir ihm nicht im Weg stehen. Da die gewohnte chemische Haarpflege mit Shampoo und Co. in diesem Punkt eine Sackgasse ist, müssen wir unsere Gewohnheiten ändern.

- *Schlüssel 2: NO POO erfordert die tägliche mechanische Reinigung von Haaren und Kopfhaut!*

Und das ist ganz leicht umsetzbar. Wir benötigen dazu nur ein einziges Utensil, welches bereits seit Jahrhunderten von Menschen benutzt wird: eine Haarbürste! Jeder kennt alte Filme oder Bilder, in denen Frauen vor einem Frisiertisch sitzen, die sich intensiv ihr schönes, langes Haar bürsten. Und vielleicht kennt auch der ein oder andere noch die zur Haarpflege empfohlenen sprichwörtlichen 100 täglichen Bürstenstriche - eine alte Weisheit, die zunehmend in Vergessenheit gerät. Noch vor 100 Jahren wurden Haare im Übrigen weit mehr gebürstet als heute und dafür viel seltener gewaschen. Leider ging auch das in unserem modernen Alltag verloren, haben es unsere Vorfahren damit doch noch richtiger gemacht als wir. Das gute alte Bürsten der Haare steht auch heute noch im Mittelpunkt einer natürlichen Haarpflege. Es ist die wesentliche Voraussetzung für die Anwendung der NO POO-Methode. Und: Es kann nicht nur Shampoo, sondern sogar das Haarewaschen generell ersetzen. Haar und Kopfhaut können allein mithilfe einer geeigneten Haarbürste ausreichend gereinigt werden. Können - müssen sie aber nicht. Es gibt auch bei NO POO ausreichend Möglichkeiten sein Haar zu waschen.

- *Schlüssel 3: NO POO bedeutet, neue und individuelle Wege beim Haarewaschen zu gehen: Mit milden Substanzen waschen, nur mit Wasser, selten oder gar nicht waschen.*

Bekanntlich führen viele Wege nach Rom. Und so gibt es auch bei NO POO nicht den einen richtigen Ansatz, was die Art der Haarwäsche betrifft. Zu verschieden sind Bedürfnisse, Haare und Lebensumstände. Der für den Einzelnen jeweils passende Ansatz kann durch Hineinspüren und Ausprobieren aber ziemlich schnell gefunden werden.

Schlüssel 1 dürfte recht einfach zu befolgen sein. Was die Schlüssel 2 und 3 betrifft, sind sicher noch jede Menge Fragen offen. In den folgenden Kapiteln gibt es deshalb praktische Tipps und Anleitungen für das Bürsten und das Waschen der Haare.

Aber zuvor machen wir noch einen winzigen Abstecher...

„Igitt, stinkig fettige Haare!"

Was erwartet dich wirklich?

Erfahrungsgemäß türmen sich bei vielen Menschen bereits an diesem Punkt so einige Fragen und Befürchtungen auf: „Wie soll man die Haare nur mit einer Bürste sauber bekommen?“ Und: “Um Himmels Willen, wie soll das eigentlich aussehen, mit dem ganzen Fett im Haar?“ Oder: „Riecht das denn nicht?“ Vielleicht auch: „Wird sich mein Haar verändern?“ Damit ihr NO POO unbefangen begegnen könnt, und euch innerlich nicht schon vorher verschließt, werden an dieser Stelle die größten Befürchtungen aus dem Weg geräumt.

Die Frage nach dem Geruch der Haare ist meist die erst gestellte Frage zum Thema ‚NO POO‘. Deshalb folgt hier auch schnell die Antwort darauf: Es gibt weiterhin verschiedene Arten der Haarwäsche, die angewandt werden können. Wer Shampoo zum Beispiel durch Haarseife ersetzt, dürfte, was den Geruch angeht, keine Veränderungen bemerken. Wenn nur mit Wasser oder gar nicht mehr gewaschen wird, verändert sich der Geruch gegenüber der Shampoowäsche natürlich schon, da die künstlichen Duftstoffe wegfallen. Deshalb riecht ‚natürlich' eben nicht wie ‚frisch gewaschen'. Aber das muss nicht gleich schlimm sein, denn es riecht deswegen nicht automatisch schlecht, sondern einfach nur nach euch. So wie auch euer restlicher Körper seinen eigenen dezenten Duft hat, selbst dann, wenn er frisch geduscht ist. Haare riechen nach Haaren, egal ob zwei Tage, oder zwei Wochen nach der letzten Wäsche. Sie beginnen keinesfalls stärker, muffig, abgestanden oder sonstig verändert zu riechen. Das Sebum selbst hat einen sehr dezenten, süßlichen Geruch, der ganz angenehm und nur direkt an der Kopfhaut wahrzunehmen ist. Fragt einfach einmal euren Partner oder einen Freund, wie er drei Tage nach der letzten Wäsche den Geruch auf eurem Kopf beschreiben würde. Oder noch besser: Riecht an seinen Haaren. Ihr werdet sicher nichts Ekliges daran finden.

Was das Thema ‚Fett' angeht: Keine Angst, hier folgt keineswegs ein Plädoyer dafür, dass wir uns alle im Zuge neu entdeckter Natürlichkeit mit fettigen Haaren abfinden müssen. Ist doch der Kampf gegen den „Übeltäter" Sebum der Hauptgrund für uns, zum Shampoo zu greifen. Wenn wir aber die Voraussetzungen ändern, unser Haar vermehrt mechanisch statt chemisch reinigen, werden sich auch Sebumproduktion und Aussehen unserer Haare verändern. Die Kopfhaut fettet nämlich nicht ewig und unaufhörlich nach. Das tut sie nur, weil wir das Haar von Kindesbeinen an mit Shampoo ausgelaugt haben. Hören wir damit auf, wird recht schnell weniger Sebum produziert, die Kopfhaut passt die Produktion an die neuen Bedürfnisse an. Zudem wird das Sebum durch richtiges Bürsten gleichmäßig über die Haare verteilt, das lässt sie völlig anders aussehen als nicht bürstengepflegtes, fettiges Haar.

Unter Anwendung einer natürlichen Haarpflege verändern sich die Haare und auch die Kopfhaut schon nach kurzer Zeit. Trockenes Haar wird geschmeidig, besonders die Längen und die Haarspitzen profitieren von der Versorgung mit Sebum. Feines Haar nimmt deutlich an Volumen zu. Das Haar ist glänzend, weich, voll und gesättigt - aber ohne fettig auszusehen. Natürlich gepflegtes Haar ist nicht so leicht und fluffig wie frisch gewaschenes Haar, sondern eher so, wie das Haar einen oder zwei Tage nach der Wäsche: Also ein wenig gesetzt und ohne Frizz. Es ist gut strukturiert, eher schwer als fliegend, und dabei sehr gut zu frisieren. Lästiges Jucken und Brennen der Kopfhaut oder auch Schuppen gehören in vielen Fällen schnell der Vergangenheit an. Haarausfall und auch das Dünnerwerden der Haare wird verhindert.

Ganz besonders spannend: In vielen Fällen bekommen die Haare durch das Bürsten und die neuen Waschgewohnheiten ein gänzlich verändertes Erscheinungsbild. Dabei lässt sich nicht pauschal vorhersagen, wie sich welcher Haartyp unter der Methode verhält. Dafür sind die Grundvoraussetzungen - die natürliche Anlage, die bisherige Pflege und eventuell vorhandene Schädigungen - viel zu verschieden. Bei manchen kommen Locken und Wellen ganz neu zur Geltung, bei anderen werden die Haare glatter. Insgesamt gesehen bekommt das Haar jedoch immer seine ursprüngliche Erscheinungsform zurück. So wie die Natur es individuell für euch vorgesehen hat. Gut möglich, dass ihr euer Haar noch nie zuvor so gesehen habt, denn Shampoo und Co. begleiten euch sicher schon ein Leben lang. Und wer weiß, vielleicht kommt am Ende genau das heraus, was ihr euch für euer Haar wünscht und bisher nur durch aufwendiges Styling erreicht?!

Die natürliche Haarpflege nach NO POO kann sogar noch einiges mehr, als uns nur zu schönerem und gesünderem Haar zu verhelfen; sie vereinfacht auch unseren Alltag. Wir müssen nicht mehr ständig planen, wann wir unser Haar waschen müssen, damit es zu diesem und jenem Termin auf eine bestimmte Art und Weise aussieht. NO POO schenkt uns Zeit, weil wir nicht mehr so viel waschen, legen, föhnen müssen. Wir sparen Geld, schonen die Umwelt und unsere Gesundheit, weil wir keine chemischen Haarkosmetikprodukte in Plastikflaschen einkaufen. Und zudem machen wir uns auf diese Weise insgesamt auch unabhängiger von der Kosmetikindustrie.

Wie auch schon der Titel des Buches verspricht: NO POO führt auf natürlichem Weg zu glanzvoll gesundem Haar. Und zwar solchem Haar, das tatsächlich gesund ist und nicht nur so aussieht!

Klingt alles spannend? Na dann legen wir los und beleuchten zuerst das Bürsten der Haare.

Bürsten

Die wichtigste Wirkung, die mit der Bürste erzielt wird, ist zunächst die Entfernung von Schmutz. Beim Bürsten werden Ablagerungen wie Staub, Schuppen und abgestorbene Haut- und Hornzellen von der Kopfhaut und den Haaren losgelöst und abtransportiert. Auch Stoffwechselendprodukte werden auf diese Weise entfernt. Das können z.B. Salze und Harnstoff sein, die vor allem nachts, wenn der Körper entgiftet, über die Talgdrüsen der Kopfhaut ausgeschieden werden. Damit die Talgdrüsen nicht verstopfen und gut mit Sauerstoff versorgt werden können, ist das Bürsten - und hier insbesondere das morgendliche Bürsten - unerlässlich. Wer viel Sport treibt, denkt jetzt vielleicht an die verschwitzten Haare danach: Selbst getrockneter Schweiß lässt sich rückstandslos ausbürsten.

Ein anderer nützlicher Effekt des Bürstens ist die gleichmäßige Verteilung des Sebums vom Haaransatz bis in die Spitzen. Vor allem bei längerem Haar ist meist der Ansatz fettig und die Spitzen sind ausgelaugt und spröde, denn sie bekommen vom Sebum kaum etwas ab. Dieses wird in der Regel schon weggewaschen, bevor es sich im Haar verteilen konnte. Trockene Spitzen nehmen das Sebum dankbar auf und erhalten so auf natürlichem Weg wieder Substanz, Glanz und Kraft.

Beim Bürsten der Haare wird außerdem die Kopfhaut massiert. Dabei wird das Haarwachstum und die Durchblutung im tieferen Bindegewebe angeregt. Das kribbelt nicht nur schön wohlig auf der Haut, sondern führt auch zu einer besseren Versorgung der Haare mit Nährstoffen, denn diese findet über den Blutkreislauf statt. Durch das Bürsten der Haare in verschiedene Richtungen und auch gegen den Strich wird jeder einzelne Haarmuskel gestärkt. All das hilft dabei, Haarausfall vorzubeugen.

Neben der Durchblutung wird auch der Lymphfluss durch die Massagewirkung der Haarbürste angeregt. Somit trägt das Bürsten auch zur Entschlackung bei. Das kann sich positiv auf das Hautbild im Gesicht und auch auf das gesamte Immunsystem auswirken. Last but not least, und für das Erscheinungsbild unserer Haare besonders wichtig: Das Bürsten lässt unser Haar glänzen, denn dabei wird die Schuppenschicht des Haares angelegt und geglättet.

Geeignete Bürsten

Es ist nicht unerheblich, was wir zur mechanischen Reinigung unserer Haare und zur Verteilung des Sebums verwenden. Heutige Bürsten bestehen meist aus Kunststoff oder Metall. Das ist noch nicht lange so. Einen bedeutend längeren Zeitraum pflegten die Menschen ihr Haar mit Bürsten und Kämmen aus Naturmaterialien: Holz, Borsten, Horn. Und die Haarpflegeutensilien aus diesen Materialien haben tatsächlich einige Vorteile gegenüber denen aus Plastik oder Metall zu bieten:

Zum einen wird das Haar nicht elektrostatisch aufgeladen. Zum anderen bleiben die Haare nicht - wie an Plastik und Metall - hängen, werden dabei gedehnt und reißen. Bei schlechter Verarbeitung weisen Plastik und Metall außerdem scharfe Grate auf, die Spliss verursachen können. Der größte Vorteil von Bürsten aus Naturmaterialien, insbesondere solchen mit Naturborsten, liegt aber in der optimalen Verteilung des Sebums. Dieses wird von den Borsten nämlich regelrecht am Haaransatz aufgenommen und gleichmäßig an die anderen Partien des Haares abgegeben, während die Bürste durchgezogen wird.

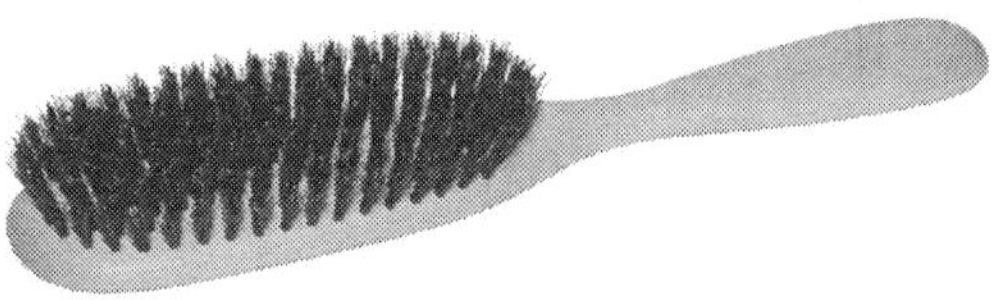

Naturhaarbürsten lassen sich grob in zwei Kategorien einteilen: Da wären einerseits die Bürsten mit tierischen Borsten, wobei es sich meist um Wildschweinborsten handelt. Andererseits sind aber auch Bürsten auf dem Markt zu finden, deren Borsten aus Pflanzenfasern bestehen. Diese werden vor allem aus Agavengewächsen gewonnen. Am bekanntesten sind jene aus Sisal oder Mexikofibre.

Die Wildschweinborsten sind dem menschlichen Haar in ihrer Struktur ähnlicher als die pflanzlichen Borsten. Sie entfernen Ablagerungen auf der Kopfhaut sehr effektiv. Sie sind in der Regel härter, was ein besseres Durchkommen ermöglicht. Da sie nach innen aufnahmefähig sind, nehmen sie das Sebum auf und verteilen es leichter im Haar. Zudem wird die Schuppenschicht des Haares durch die Schweineborsten besser geglättet. Pflanzenfaserborsten sind jedoch für Veganer oder Menschen, die sich nicht damit anfreunden können Tierborsten zur Pflege zu verwenden, eine echte Alternative.

Nicht ganz so gut geeignet, aber immer noch vorteilhafter als Bürsten aus Plastik oder Metall, sind Bürsten mit Holzborsten. Diese sind möglicherweise dann eine gute Wahl, wenn das zu pflegende Haar dauerhaft coloriert oder dauergewellt ist. Solches Haar ist nämlich durch die vorgenannten Behandlungen in seiner Struktur verändert und kann eventuell mit Haarbruch auf den Einsatz einer Naturborstenbürste reagieren.

Worauf beim Kauf einer Bürste zu achten ist

Der Bürstenkörper sollte grundsätzlich aus Holz sein. So werden die Haare weniger elektrostatisch aufgeladen, als es beispielsweise bei Plastik der Fall wäre. Günstige Bürsten bestehen zumeist aus Buchenholz. Etwas beständiger sind Bürstenkörper aus wasserabweisendem Birnbaumholz. Wer es edel mag, findet sicher Gefallen an der schönen Maserung des Olivenholzes. Auch dieses zeichnet sich durch eine hohe Beständigkeit aus. Auf Bürsten aus Tropenholz oder chemisch behandeltem Holz sollte besser verzichtet werden.

Idealerweise ist der Bürstenkörper der menschlichen Kopfform angepasst, also leicht gerundet. Diese Form erzeugt beim Bürsten einen Effekt, als würdet ihr mit eurer Hand über den Kopf streichen, das sorgt für eine optimale Verteilung des Druckes und ist wichtig für eine gute Massagewirkung. Eine Pneumatikbürste ist aus diesem Grund nicht empfehlenswert.

Die Borsten, egal ob pflanzlichen oder tierischen Ursprungs, sollten ordentlich hart sein. Besonders beim Kauf einer Sisalborstenbürste ist darauf zu achten, denn diese sind oft ziemlich weich. Angaben zum Härtegrad der Borsten gibt es meist in der Produktbeschreibung. Dabei ist alles von 'mittelhart' bis 'hart' optimal. Hierbei kommt es nun natürlich auch auf die individuelle Haarstruktur an. Je stärker, voller oder gelockter das Haar, desto härter sollten die Borsten sein, damit sie bis auf die Kopfhaut vordringen können. Kleinkinder oder Senioren mit sehr feinem Haar sind durchaus mit weichen Borsten gut bedient. Die Bürste sollte ausschließlich aus Naturborsten bestehen. Teilweise werden auch Naturborsten und Kunststoffborsten miteinander kombiniert, davon ist abzuraten.

Ein weiteres wichtiges Qualitätsmerkmal einer guten Bürste ist die unterschiedliche Länge der Borsten. Diese sollten zudem gebündelt, aber nicht zu eng angeordnet sein. Das garantiert eine gute Kopfhautmassage, die bestmögliche Verteilung des Sebums und die Entfernung von Schmutz und Staub. Je länger und dichter das Haar ist, umso mehr Borstenreihen sollte eine Bürste aufweisen. Acht bis zwölf Reihen sind eine gute Wahl.

Beim Kauf eines „Schweinderls“, also einer Bürste mit Wildschweinborsten, sollte Wert darauf gelegt werden, dass es sich um Borsten aus dem ersten Schnitt - häufig ‚First Cut‘ genannt - handelt. Dies sind die natürlichen Haarspitzen der Wildschweine. Solche Borsten erkennt ihr daran, dass sie unten schwarz sind, dann aber hellbraune, abgerundete Spitzen mit hellem Punkt haben. Für noch härtere Borsten werden Zupfhaare aus dem Nacken der Tiere verwendet, auch diese eignen sich hervorragend.

Eine Bürste, die alle angeführten Kriterien erfüllt, wird zwischen 30 und 60 Euro kosten. Das ist zugegebenermaßen recht viel. Dafür ist eine qualitativ hochwertige Bürste aber auch eine Begleiterin für mehrere Jahre. Nicht zu vergessen spart ihr durch ihre Verwendung auf Dauer auch eine Menge Geld, da ihr nicht mehr in Shampoo und Co. investiert. Natürlich muss auch nicht um jeden Preis alles gleich perfekt sein: In der günstigeren Preisklasse, von 10 bis 20 Euro, sind auch schon annehmbare Modelle zu finden, die zumindest die Borstenanforderungen erfüllen. Gerade jenen, die die natürliche Haarpflege mit NO POO zunächst einmal nur ausprobieren wollen, und deshalb nicht gleich so tief ins Portemonnaie greifen möchten, sei als Einsteigermodell eine solche ans Herz gelegt. Später kann bei Bedarf immer noch auf ein ausgefeilteres Modell umgestiegen werden.

Richtig bürsten

Wer langes und stark verknotetes Haar hat, sollte zunächst mit den Fingern oder einem grobzinkigen Kamm die Haare entwirren, bevor die Bürste zum Einsatz kommt. Dabei sind unbedingt zuerst die Spitzen zu entwirren, keinesfalls den Kamm am Haaransatz ansetzen und nach unten zu den Spitzen durchziehen, das sorgt nur für noch mehr und noch festere Knoten.

Zunächst wird kopfüber gebürstet, denn die unteren Haare sind am widerstandsfähigsten. Dabei den Kopf am besten tief halten und das Kinn an die Brust legen - so wird die Kopfhaut stärker durchblutet und der Lymphfluss angeregt. Wichtig ist, dass die Bürste immer vom Ansatz bis zu den Spitzen durchgezogen wird, denn gerade diese gilt es, besonders mit Sebum zu versorgen. Im zweiten Schritt die Haare jeweils von links und von rechts seitlich über den schräg gelegten Kopf bürsten. Daran anschließend werden die Haare dann noch über die Stirn von vorn nach hinten gebürstet. Dabei wird der Kopf in den Nacken gelegt.

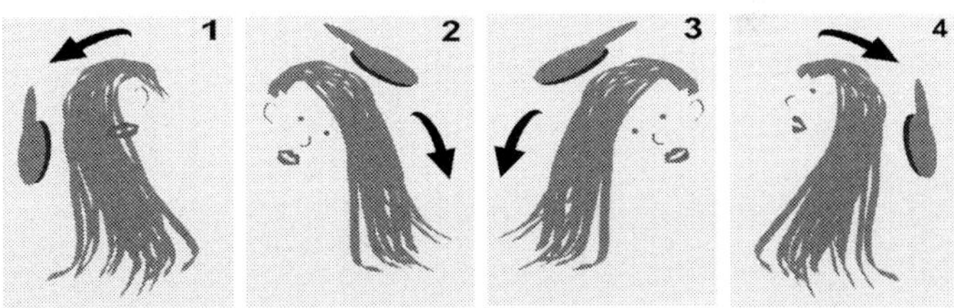

Ganz zum Schluss wird dann die gewünschte Frisur in Form gebürstet und mit den Händen ein wenig locker aufgeschüttelt, denn meist liegen die Haare nach dem Bürsten zunächst recht glatt am Kopf an.

Bei fliegenden Haaren kann es hilfreich sein, mit den Händen der Bürste nachzugehen und die Haare glatt zu streichen, das sollte der elektrostatischen Aufladung entgegenwirken. Ein positiver Nebeneffekt davon sind super gepflegte Hände, denn so bekommen auch diese einen ultraleichten Fettfilm ab und sind besser vor dem Austrocknen geschützt.

Möglicherweise ist es auch nötig, die Haare am oberen Hinterkopf noch einmal gesondert zu bürsten, denn an dieser Stelle befindet sich oft das meiste Sebum. Wer Locken hat, wird feststellen, dass diese zunächst etwas herausgebürstet werden, ein paar Minuten nach dem Bürsten nehmen sie aber meist wieder ihre ursprüngliche Form an. Dafür kann es auch hilfreich sein, einige Strähnen einzeln zu bürsten.

Als Vorgabe für die Länge des Bürstenrituals könnt ihr euch an den bekannten 100 Bürstenstrichen orientieren oder einfach nach Lust, Laune oder Notwendigkeit bürsten. Effiziente Bürstenstriche sollten langsam und ruhig ausgeführt werden - fünf Minuten jeweils morgens und abends sollten in etwa eingeplant werden.

Von Zeit zu Zeit könnt ihr statt auf die Bürste, zum Entwirren der Haare, zur Kopfhautmassage und zum Verteilen des Sebums, auch mal auf eure Finger zurückgreifen. Das funktioniert hervorragend, dauert nur etwas länger. Am besten ihr macht es nebenbei, während ihr beispielsweise fern schaut! Mit den Fingernägeln lassen sich eventuell an der Kopfhaut anhaftende Ablagerungen teilweise besser entfernen als mit der Bürste.

Bürstenpflege

Die Reinigung der Naturhaarbürsten ist unkompliziert: Nach jedem Bürsten zunächst alle ausgefallenen Haare aus der Bürste entfernen. Danach mithilfe einer Reinigungsbürste Staub, Schuppen und alles, was sich sonst noch abgelagert hat, herausbürsten. Einigen Naturhaarbürsten liegt bereits beim Kauf eine solche Reinigungsbürste bei. Wenn nicht, gibt es sie auch im Handel zu kaufen. Wer es etwas günstiger möchte: Eine harte Zahnbürste erzielt ebenfalls gute Resultate.

Ist die Bürste einmal sehr stark verschmutzt, kann sie auch mit heißem Wasser ausgewaschen werden. Gerade in der Anfangszeit während der Umstellung auf NO POO, sammeln sich häufig feiner grauer Staub und Flusen zwischen den Borsten an. Von Shampoos oder anderen Reinigungsmitteln sollte beim Auswaschen jedoch möglichst kein Gebrauch gemacht werden, da damit das nützliche Sebum von den Borsten entfernt würde. Wer jedoch gar nicht auf ein Reinigungsmittel verzichten möchte, der sollte am besten auf eine Seife zurückgreifen, die nicht entfettet, z.B. eine aus Olivenöl.

Ganz wichtig nach der nassen Reinigung ist, dass die Bürste zum Trocknen immer mit den Borsten nach unten abgelegt wird - aber niemals auf eine Heizung oder eine andere Wärmequelle. Benutzt werden sollte sie dann erst wieder, wenn sie trocken ist. Wird die Bürste häufig mit Wasser gereinigt, empfiehlt es sich, den Holzkörper von Zeit zu Zeit mit ein wenig Oliven- oder Leinöl einzureiben.

Waschen

NO POO heißt ja zunächst einmal, dass auf Shampoo, Conditioner und ähnliche, chemisch-industrielle Substanzen beim Haarewaschen verzichtet wird. Nun gibt es verschiedene Wege das Haar dennoch zu waschen, ohne das natürliche Pflegeprogramm dabei völlig zu verhindern. Egal, für welchen Weg ihr euch entscheidet, eines gilt dabei für alle Wascharten: Selteneres Waschen bekommt Haar, Kopfhaut und Sebumproduktion definitiv besser und sollte unbedingt angestrebt werden! Einmal Waschen pro Woche ist ein guter Richtwert, kann aber auch guten Gewissens auf ein oder zweimal im Monat beschränkt werden - natürlich nur, wenn ordentlich gebürstet wird. Ob dann beim Waschen das Shampoo ganz einfach nur durch mildere Waschsubstanzen ersetzt oder nur noch mit Wasser gewaschen wird, ist Geschmackssache. Und selbst gar nicht mehr zu waschen ist nicht so utopisch, wie es zunächst klingt.

Im Folgenden werden einige grundsätzliche Waschmethoden vorgestellt. Die eigene Wohlfühlmethode ist letztendlich nur durch Experimentieren zu finden. Was bei dem einen gut funktioniert, muss nicht zwangsläufig auch für andere geeignet sein. Manche mögen es radikal, andere gehen lieber Mittelwege. Die gewählte Waschmethode muss letztendlich zur individuellen Lebensweise, dem eigenen Körpergefühl und auch dem eigenen Empfinden für Hygiene passen. Auch Haartyp, Haarlänge oder das, was man sich von der jeweiligen Methode erhofft, sind ausschlaggebend für die Entscheidung, einen bestimmten

Waschweg zu gehen. Oft ist das, was unser Verstand entscheidet auch nicht das, was unserem Haar am besten bekommt. Manchmal freundet man sich im Laufe der Zeit mit Wegen an, die anfangs gar nicht passend erscheinen. Deshalb habt Mut zum Experiment, es gibt keine schädlichen Nebenwirkungen!

Egal, für welche Methode ihr euch entscheidet, ganz wichtig ist vor allem eines - das Dranbleiben. Also ruhig einmal verschiedene Wege über ein paar Wochen testen. Die Anwendungen brauchen nämlich häufig eine Eingewöhnungsphase und bringen erst nach einiger Zeit die gewünschten Ergebnisse.

Haarwäsche mit milden Waschsubstanzen

Dies ist zunächst der einfachste Weg. Denn das Shampoo wird hierbei lediglich durch mildere Waschsubstanzen ersetzt. Dass können zum Beispiel sein:

- Naturshampoos diverser Naturkosmetikhersteller. Es gibt sie in vielen Duftvarianten und für die unterschiedlichsten Haartypen. Hier lohnt es sich, vor jedem Kauf die Liste der Inhaltsstoffe zu studieren und gegebenenfalls einzelne davon zu recherchieren. Nicht überall wo ‚Natur' draufsteht, ist ausschließlich Natur drin. In der Regel sollten solche Shampoos jedoch keine Silikone,

Sulfate, Konservierungsmittel oder künstliche Farbstoffe und Aromen enthalten.

- Naturshampoos - selbstgemacht. Im Internet findet ihr dazu unzählige Rezepturen, hier ein Beispiel:

  1 frisches Hühnerei - 1 TL Honig - 1 TL Öl - Saft einer halben Zitrone

  Alles miteinander vermischen und die Masse wie Shampoo in das nasse Haar einmassieren. Das schäumt zwar nicht, reinigt aber und sorgt für tollen Glanz.

- Haarseifen können eine gute Alternative für Shampoo sein. Hierbei handelt es sich um handgesiedete, rückfettende Seifenstücke. Diese können zum Beispiel auf Olivenölbasis hergestellt und mit diversen Kräutern und ätherischen Ölen versetzt sein. Da Haarseifen einen basischen pH-Wert haben, und somit die Schuppenschicht der Haare öffnen, ist eine saure Spülung nach der Anwendung empfehlenswert. Diese wird im Abschnitt über Haarpflege noch genauer erläutert.

- Aus Waschnüssen (vom Seifenbaum!) könnt ihr prima Sud zur Haarwäsche gewinnen. Dafür einfach 20 Waschnusshälften in 1 Liter Wasser geben und zwei bis drei Tage stehen lassen, oder kurz aufkochen und zehn Minuten köcheln lassen. Diesen Sud beim Waschen gut in den Ansätzen verteilen und einmassieren. Dabei wird kein

Schaum gebildet. Der ist für die Reinigungswirkung auch gar nicht notwendig, die enthaltenen Saponine entfernen den Schmutz auch so sehr gut. Reste des Sudes können im Kühlschrank bis zu sechs Wochen aufbewahrt werden.

- Auch mit Erde kann man die Haare super waschen. Genauer gesagt mit Heilerde oder Lavaerde. Ein paar Teelöffel davon werden mit Wasser breiförmig angerührt und dann wie Shampoo angewandt.

- Eine weitere beliebte Methode ist das Waschen mit Natron (Backpulver). Es entfernt sehr gut Silikon und Reste von Haarstylingprodukten und ist dabei mild zur Kopfhaut. Für die Anwendung wird 1 EL Natron in 250 ml Wasser aufgelöst. Das Ganze wird anschließend mithilfe einer Sprühflasche gleichmäßig über Haar und Kopfhaut verteilt. Eine ausgediente Shampooflasche ist genauso gut geeignet. Fünf Minuten einwirken lassen, dabei etwas einmassieren, gründlich ausspülen, fertig. Oder fast fertig: Auch nach der Anwendung von Natron ist eine saure Spülung sinnvoll.

All diese Waschsubstanzen werden lediglich am Haaransatz verwendet und nicht in die Längen der Haare gegeben. Diese sind in der Regel nur wenig verschmutzt und sollten schonend behandelt werden. Was beim Ausspülen an den Längen hinabfließt, reicht zur Reinigung völlig aus. Probiert einfach aus, was euch auf Anhieb anspricht. Wer von Shampoo auf milde Waschsubstanzen umsteigt, dem dürfte die Umstellung keine schwerwiegenden Unannehmlichkeiten bereiten. Haar und Kopfhaut brauchen vielleicht auch ein wenig Zeit, sich auf die neuen Gegebenheiten einzustellen, aber die Veränderung ist nicht so fundamental wie bei anderen Methoden. Die hier vorgestellten Shampoo-Ersatz-Methoden sind dennoch bereits definitiv besser und weniger invasiv als herkömmliches Shampoo, wenn es um den Erhalt des natürlichen Sebum-Pflegeprogramms geht. Trotzdem stellen sie immer noch einen Eingriff in dieses dar. Wer sich also noch einen Schritt weiter vom bisherigen Waschalltag entfernen, und damit der Natur noch einen Schritt näher kommen möchte, sollte es mal mit ‚water only' versuchen.

Haarwäsche ‚water only'

Der Name ist Programm: Bei ‚water only' wird zum Waschen der Haare ausschließlich Wasser verwendet. Dabei wird das Sebum nicht so konsequent aus dem Haar herausgewaschen - Haare und Kopfhaut werden dennoch richtig sauber, was Schmutz, abgestorbene Hautzellen etc. betrifft.

Durch den Verzicht auf Waschsubstanzen - wenn wir das Wasser selbst nicht als solche betrachten - muss die Wäsche ‚water only' etwas länger und intensiver ausgeführt werden als normalerweise üblich. Haare und Kopfhaut werden unter dem Wasserstrahl mit den üblichen Waschbewegungen richtig gut massiert, gerieben und gespült. Wer dabei Wasser sparend vorgehen und nicht minutenlang unter Wasserhahn oder Duschbrause stehen möchte, kann sein Haar auch liegend in der Badewanne waschen. Natürlich nur, insofern dem Badewasser keine Waschsubstanzen zugesetzt wurden. Auch ein Waschbecken oder eine große Schüssel können benutzt werden. Besonders umweltschonend ist übrigens auch die Verwendung von Regenwasser oder Wasser aus sauberen Seen oder Flüssen. Diese Wasser sind meist weich, und viele Anwender schwören darauf, dass damit die Haare wunderbar weich und glänzend werden. In allen Fällen sollte das verwendete Wasser höchstens lauwarm sein. So werden Kopfhaut und Haar nicht strapaziert.

Gerade nach den ersten Wäschen, bei denen nur Wasser verwendet wurde, ist es möglich, dass sich die Haare schwerer und härter anfühlen als gewohnt. Das gibt sich meist nach einigen Anwendungen. Allerdings ist die Umstellung hier schon nicht mehr ganz so mild, ein wenig mehr Geduld könnte unter Umständen gefordert sein. Hilfreich bei ‚water only' ist das Bürsten der Haare vor dem Waschen. So werden Ablagerungen an der Kopfhaut schon vorher gelöst und können dann gut ausgespült werden. Auch das schonende Kämmen nach der Wäsche wird damit erleichtert, da die Haare anschließend nicht ganz so wirr und verknotet sind.

‚Water only' ist der goldene Mittelweg der NO POO-Haarwäschen. Wem das noch nicht konsequent genug ist, weil selbst dabei der Eingriff ins natürliche Haarpflegeprogramm noch immer zu groß ist, der wird sein Glück dann hoffentlich bei der nächsten und letzten Haarwaschmethode finden - für die Hardliner: ‚Sebum only'.

Nullhaarwäsche ‚sebum only'

Diese Methode wird als Nullhaarwäsche bezeichnet, da es sich hierbei gar nicht mehr um eine Haarwäsche handelt, sondern vielmehr um das Weglassen einer solchen. Noch nicht einmal Wasser kommt hier mehr ans Haar - höchstens durch einen Regenschauer. Bei ‚sebum only' ist, wie der Name schon vermuten lässt, das Sebum die einzige Pflegesubstanz, die mit dem Haar in Berührung kommt. Das Haar wird ausschließlich mechanisch mit der Haarbürste gereinigt. Dazu werden auch die Finger verstärkt eingesetzt, um das Sebum gut im gesamten Haar zu verteilen.

Die Haare werden unter ‚sebum only' sozusagen auf die natürlichste Art und Weise behandelt, gepflegt und gereinigt. So wie ein Tier in freier Wildbahn es auch mit seinem Fell tun würde. Mit dem einen Unterschied, dass der Mensch zur mechanischen Reinigung auf die Bürste zurückgreift.

Der Natur ihren Lauf zu lassen, schließt auch ein, Haare und Kopfhaut von Zeit zu Zeit dem Wetter und den Elementen auszusetzen. Wind, Regen, strahlender Sonnenschein all diese Dinge haben einen Einfluss auf das Haar. Den kann man bei der Anwendung von ‚sebum only' hautnah erleben. Auch die Ernährung, der Hormonhaushalt und die seelische Befindlichkeit spiegeln sich im Erscheinungsbild des Haares wieder. Haut und Haare reagieren ohne unser Zutun auf bestimmte Umstände. So erscheint das Haar an einem Tag beispielsweise einmal strähnig - so, als wäre das ohne Wäsche ganz bestimmt nicht mehr zu beheben. Und bereits am nächsten Tag wirkt es wie verwandelt, zeigt sich von seiner schönsten Seite - als hätte es den gestrigen ‚Bad Hair Day' gar nicht gegeben.

Mit der Zeit bekommt der Anwender automatisch ein Gespür dafür, welche Behandlung Haar oder Kopfhaut gerade gut tun könnten. Dann darf vielleicht einmal der Wind das Haar zerzausen, ein andermal wird es dem Nebel oder Sprühregen ausgesetzt. Wird das leicht feuchte Haar anschließend gebürstet, verteilt sich das Sebum sehr leicht und zieht schneller ins Haar ein. Der Regen kann natürlich auch imitiert werden, indem das Haar, oder auch die Bürste, vor dem Bürsten ganz leicht angefeuchtet wird. Ist das Haar einmal fettig, wirkt auch das Bürsten in der feuchten Luft des Badezimmers, nach dem Duschen oder Baden, wahre Wunder.

Nach einiger Zeit stellt sich die Sebumproduktion auf die veränderten Hygienemaßnahmen ein. Die Haare saugen sich einmal regelrecht voll, bis sie gesättigt sind und dann wird nicht mehr so viel Sebum produziert. Das Haar wirkt unter ‚sebum only' voll, schwer und satt - aber nicht im herkömmlichen Sinne fettig.

Ein Umstieg von häufigem Waschen mit Shampoo direkt auf ‚sebum only' kann zwar gelingen, ist aber ziemlich extrem. Besser ist es, zuvor erst einmal die Waschzyklen zu verlängern oder eine Weile ‚water only' zu praktizieren. Bei ‚sebum only' ist eine längere Übergangsphase unvermeidbar, und diese kann auch durchaus schwierig sein. Im folgenden Kapitel findet ihr ein paar Tipps und Tricks, wie ihr diese Anfangszeit unbeschadet übersteht, um später die Früchte eurer Bemühungen ernten zu können.

Die Übergangsphase während der Umstellung auf NO POO

In den ersten Wochen der Umstellung der Wasch- und Pflegegewohnheiten kann es zu verschiedenen Problemen kommen. Während die Haarwäsche mit milden Waschsubstanzen nur eine kurze und milde Übergangsphase verursacht, dauert es bei ‚water only' und ‚sebum only' schon ein wenig länger, bis sich das System den neuen Gegebenheiten angepasst hat. Doch keine Sorge, diese Zeit geht vorüber, sie erfordert nur etwas Geduld und Durchhaltevermögen - es lohnt sich ja auch, wie wir wissen!

Genaue Angaben zur Dauer der Übergangsphase lassen sich leider nicht machen. Was das Einpegeln der Sebumproduktion angeht, handelt es sich in der Regel grob gesagt um einen Zeitraum zwischen vier und acht Wochen. Nur selten dauert es länger, und noch seltener tritt der Fall ein, dass überhaupt keine Anpassung stattfindet. Die Gründe dafür sind in der Regel krankheitsbedingt.

Wir sollten der Kopfhaut in jedem Fall Zeit lassen und sie nicht unnötig reizen. Ist sie doch schon jahre- oder gar jahrzehntelang durch häufiges und intensives Waschprogramm von uns darauf getrimmt worden, ständig neues Sebum zu produzieren und nachzufetten. Ein möglicher Ablauf für die Einführung von NO POO könnte demnach folgendermaßen aussehen: Zuerst einmal lediglich auf milde Waschsubstanzen umsteigen. Haben sich Haar, Haut und Mensch daran gewöhnt, werden die Waschzyklen beliebig verlängert. Wer im Moment seine Haare beinahe täglich wäscht, könnte zunächst beispielsweise auf zwei Wäschen pro Woche umsteigen. Wer sein Haar alle fünf Tage reinigt, der könnte von Beginn an mit einer einwöchentlichen Wäsche einsteigen. Ist der individuell passende Waschrhythmus einmal gefunden, heißt es beobachten. Ab diesem Punkt wäre es dann sinnvoll, auf ‚water only' und danach auf ‚sebum only' umzusteigen - sofern das gewünscht ist. Habt ihr auf dem Weg schon eure persönliche Wohlfühlmethode gefunden und bleibt bei dieser, ist das natürlich völlig in Ordnung.

Zunächst erst einmal nur auf milde Waschsubstanzen umzusteigen hat noch einen weiteren Vorteil: Auf diesem Weg entfernt ihr gleich zu Beginn die leidigen Überbleibsel der Shampoo-Vergangenheit. Besonders die Silikonschicht auf den Haaren kann während der Umstellung nämlich einige Probleme bereiten. So geht eine vorübergehende vermehrte Schuppenbildung häufig auf ihr Konto, oder auch der anfänglich manchmal auftretende muffige Geruch, der dann entsteht, wenn die Silikonschicht bakteriell zersetzt wird. Zur Entfernung von Silikonen gibt es spezielle klärende Shampoos zu kaufen. Aber auch die Waschmethode mit Natron eignet sich dafür hervorragend. Innerhalb von vier Wochen lässt sich damit das Gröbste entfernen. Unter ‚water only' oder ‚sebum only' kann es hingegen drei bis vier Monate dauern, bis ihr die Silikone los geworden seid.

Was danach zum Vorschein kommt, ist der wirkliche Zustand eurer Haare. Dieser kann ganz und gar verschieden sein. Von ‚unbeschädigt' bis ‚ziemlich kaputt' kann hier alles ans Licht kommen. Das Haar kann nämlich schon lange beschädigt unter der Silikonschicht gelegen und nur dank dieser überlebt haben. Das Silikon hat das spröde Haar dann sozusagen künstlich gekittet und zusammengehalten. Ist das Haar in seiner Substanz sehr beschädigt, kann auch das Sebum nicht mehr viel ausrichten. Dann muss das Haar erst einmal gesund nachwachsen. Dafür stellt ihr mit NO POO definitiv schon einmal die richtigen Weichen. Und das Haar wächst so schnell. Vielerorts kann man sogar lesen, dass es unter NO POO noch viel zügiger wächst! Dann doch lieber ein paarmal großzügig Spitzen oder kaputtes Haar verschneiden und anschließend schönes Naturhaar haben, als zugekleistertes „Plastikhaar", welches nur dank chemischer Hilfsmittel „überlebt".

Mäßig geschädigtes Haar profitiert hingegen sehr von der Befreiung aus der Silikonschicht und der nun optimal stattfindenden Versorgung mit Sebum. An den vorangegangenen Beschreibungen könnt ihr bereits erkennen, dass der Haarbruch, der mitunter nach der Umstellung auf NO POO auftreten kann, kein Hinweis darauf ist, dass NO POO nichts taugt und das Haar beschädigt. Vielmehr handelt es sich dabei um die Spätfolgen der jahrelang zuvor verabreichten chemischen Shampookeule. Wenn Haarbruch auftritt, ist vor allem auf eine gute Versorgung des Haares mit Fett zu achten, damit die spröden Haare beim Bürsten nicht zusätzlich geschädigt werden. Im nächsten Kapitel gibt es dazu noch ein paar Hinweise.

Meistens ist aber nicht ein Zuwenig an Fett das Problem während der Übergangsphase zu NO POO - in der Regel ist es ein Zuviel an Fett, was den Anwendern zu schaffen macht. Egal ob es um die Verlängerung der Waschzyklen oder den Umstieg auf ‚sebum only' geht, oder ihr einfach nur verstärkt bürstet, was die Sebumproduktion auch erst einmal ankurbelt: Mit der anfänglichen Sebum-Überproduktion und dem damit einhergehenden fettigen Erscheinungsbild eurer Haarpracht müsst ihr euch, ganz brutal gesagt, zunächst einmal für eine gewisse Zeit abfinden. Gut Ding will eben Weile haben! Wer schön sein will, muss leiden! Ach nein, keine Angst! Ihr müsst euch nicht allein mit solchen Floskeln über Wasser halten. Es gibt zum Glück einige Anwendungen, die euch dabei helfen, regulierend einzugreifen und diese Durststrecke schneller hinter euch zu bringen.

Eine Verteilung des Sebums über das ganze Haar mithilfe von Bürste und/oder Fingern ändert schon ganz viel. Gerade zu Beginn der Umstellung ist das Sebum meist fester, fast schon wachsartig und lässt sich nicht besonders gut verteilen. Erst mit der Zeit wird es dünnflüssiger und verteilt sich dann schon fast selbstständig im Haar. Viel trinken und eine gesunde Ernährung können diesbezüglich sehr von Vorteil sein. Festes, wachsartiges Sebum auf Kopfhaut und Haaransatz wird durch Massieren mit den Fingerspitzen dünnflüssiger. Auch Wärmezufuhr hat diese Wirkung. Das Bürsten in einem warmen Raum oder ein vorgewärmtes, um den Kopf geschlungenes Handtuch, leisten somit gute Dienste. Letzteres nimmt gleichzeitig überschüssiges Sebum in sich auf. Diesen Effekt erzielt ihr auch mit einem erwärmten Stück T-Shirt-Stoff oder einem Waschlappen, mit dem ihr über das Haar fahrt oder es abtupft. Generell empfiehlt es sich, gerade am Anfang viel und lange zu bürsten. Später, wenn die Haare gleichmäßig mit Sebum versorgt sind, dieses dünnflüssiger geworden ist und die Kopfhaut nicht mehr ständig nachfettet, kann es dann beträchtlich reduziert werden. Das Sebum wird im Übrigen weitaus besser vom Haar aufgenommen, wenn dieses locker getragen und der Luft ausgesetzt wird. Das tut auch der Kopfhaut gut. Gerade wer langes Haar hat, möchte die anfänglich fettigen Haare vielleicht gerne im Dutt oder unter einer Mütze verbergen. Dagegen ist nichts einzuwenden. Vielleicht bietet sich wenigstens zu Hause oder auf einsamen Spaziergängen die Gelegenheit, die Haare ordentlichen auszulüften.

Hier noch ein kleiner Trick, wenn in der schwierigen Umstellungsphase mal ein wichtiger Termin ansteht, zu dem ihr unbedingt gepflegte Haare haben müsst, ihr aber trotzdem nicht vorzeitig waschen möchtet, weil ihr doch die Waschzyklen verlängern möchtet oder auf ‚sebum only' umstellt: Mehl, Speisestärke oder auch Babypuder wirken hervorragend als Trockenshampoo. Einfach ein klein wenig davon (1 gestrichener TL bei langem Haar) übers Haar stäuben, jedoch nicht direkt auf den Ansatz, das kann auf der Kopfhaut zu unerwünschten Ablagerungen führen. Nach dem Verteilen und Einmassieren einfach ausbürsten, dabei die Bürste zwischendurch ein paarmal abstauben. Die Haare wirken wie frisch gewaschen, und sie fassen sich auch so an. Und noch ein Trost für die schweren Tage: Außenstehenden fällt es meist gar nicht auf, dass das Haar fettig ist oder irgendwie anders aussieht als bisher. Also seid nicht überkritisch mit euch selbst! Die Phase geht vorbei. Versprochen!

Neben fettigem Haar ist Juckreiz ein mögliches Phänomen während der Umstellung auf NO POO. In der Regel beschränkt sich diese lästige Begleiterscheinung aber auf die ersten zwei bis drei Wochen der Übergangsphase. Dagegen, wie im Übrigen auch gegen Schuppenbildung, hilft nur bürsten, bürsten, bürsten. An den juckenden Stellen darf dabei ruhig sanft mit den Fingernägeln gekratzt werden. Das Jucken wird oft von Ablagerungen des anfangs noch recht festen Sebums auf der Kopfhaut hervorgerufen. Wird es entfernt, ist häufig auch der Juckreiz schnell verschwunden. Es kann außerdem hilfreich sein, nach dem Bürsten den gesamten Kopf auf diese Weise mit den Fingernägeln zu bearbeiten. Natürlich in Maßen, die Kopfhaut sollte unbeschädigt bleiben. Wer das nicht mit Fingernägeln machen möchte, der kann auch ein Sandpeeling anwenden. Dafür wird feiner gereinigter Sand, z.B. Vogelsand aus der Heimtierabteilung, auf die Kopfhaut gegeben und dann mit den Fingern richtig schön massiert. Das Beste ist es, dabei den Kopf über Duschbecken oder Badewanne zu halten. Der restliche Sand wird anschließend gründlich ausgebürstet. Wer unter Kopfhautjucken leidet, sollte besonders oft Luft an die Kopfhaut lassen, das Haar also locker oder offen bzw. unbedeckt tragen.

Während der Umstellung auf NO POO muss sich nicht nur die Kopfhaut an die neue Situation anpassen. Das Gleiche gilt auch für die Bewertungsmaßstäbe bezogen auf die Fettigkeit der Haare. Was das angeht, wird sich nämlich mit der Zeit die Wahrnehmung verändern. Alles, was nicht locker fluffig fliegt, nehmen wir – shampoo- sozialisiert, wie wir sind - gleich als fettiges Haar wahr. Den

Anblick von sebumgesättigtem Haar sind wir gar nicht gewöhnt. Deshalb gilt es, aufmerksam zu sein. Irgendwann wird es einen Punkt geben, an dem ihr euch vor dem Spiegel dreht und wendet und feststellt: „Fluffig und leicht sind die Haare nicht - aber fettig sind sie auch nicht.“ Das ist die perfekte Umschreibung für bürstengepflegtes NO POO - Haar.

Lasst euch nicht ins Bockshorn jagen von Leuten die NO POO angeblich schon ausprobiert haben oder deren Friseur ihnen geraten hat, die Finger davon zu lassen. Im Internet findet ihr Dutzende Erfahrungsberichte in Blogs und Foren. Bei vielen hat die Methode recht schnell sehr gute Resultate erzeugt. Bei vielen, die damit nicht glücklich geworden sind, werden bei näherem Hinschauen einige „Fehler“ in der Anwendung erkennbar: Die meisten brechen die, zugegebenermaßen nicht so einfache, Übergangsphase vorzeitig ab. Manche lassen einfach das Shampoo weg, bürsten dann aber wenig bis gar nicht oder nur mit Plastikhaarbürste. Und es ist eben genau die Kombination aus beidem, die NO POO so erfolgreich macht: Kein Shampoo und mehr bürsten! Das eine macht das andere erst sinnvoll. Was nützt das Bürsten, wenn ich mein Sebum ständig mit Shampoo wegwasche? Was nützt es das Shampoo wegzulassen, wenn ich mein Haar dann nicht richtig sauber und gepflegt bekomme?

Wer alles beherzigt, was hier geraten wurde, wird über kurz oder lang definitiv erfolgreich sein und glanzvoll gesundes Haar sein Eigen nennen können.

Zusätzliche Haarpflegemaßnahmen

Auch wenn die Haare dank des Sebums bereits optimal versorgt und gepflegt sind, möchte der eine oder die andere ihnen von Zeit zu Zeit vielleicht gern zusätzlich ein wenig Aufmerksamkeit schenken. Alles ist erlaubt, was dem natürlichen Pflegemechanismus nicht die Tour vermasselt.

Wer, eventuell gerade nach der Wäsche oder auch anfangs bei ‚sebum only', noch immer zu trockenen Spitzen neigt, sollte diesen unbedingt etwas Fett zukommen lassen, damit sie beim Bürsten nicht beschädigt werden. Dazu am besten etwas Öl in die Spitzen einmassieren und es anschließend mit der Bürste richtig gut verteilen. Besonders geeignet hierfür sind Olivenöl, Leinöl, Jojobaöl und Mandelöl. Aber auch feste Öle wie Kokosöl, Sheabutter oder Kakaobutter bringen tolle Resultate. Diese müssen jedoch mithilfe einer Wärmequelle oder durch Reiben zwischen den Handflächen vor der Anwendung noch verflüssigt werden. Alle verwendeten Öle sollten kaltgepresst sein und möglichst aus biologischem Anbau stammen. Auch eine Behandlung der Spitzen mit Bienenwachs ist sehr gut möglich und eignet sich, wie auch das Wollwachs der Schafe – das Lanolin, bestens zur natürlichen Haarpflege. Wachse findet ihr in Apotheken, Naturkosmetikshops oder auch im Friseurbedarf. Beim Kauf ist darauf zu achten, dass das Wachs in reiner Form vorliegt und nicht etwa mit Paraffin versetzt wurde.

Wer sich für eine Haarwäsche mit Natron entscheidet, sollte generell nach jeder Wäsche eine saure Spülung anwenden. Diese eignet sich aber auch bei Verwendung anderer Waschsubstanzen oder der ‚water-only'-Methode. Insbesondere auch dann, wenn das Waschwasser sehr hart ist.

Die Herstellung und Anwendung einer sauren Spülung geht schnell und ist unkompliziert: 1 - 2 TL frischen Zitronensaft, Zitronensaft aus der Flasche oder Essig (am besten Apfelessig) auf 1 Liter kaltes Leitungswasser geben und vermischen. Das Ganze dann in einen Krug oder eine Flasche füllen und nach dem Waschen gleichmäßig über das Haar geben. Mit einer Sprühflasche könnt ihr das Ganze übrigens noch besser dosieren. Die Spülung bleibt im Haar, sie wird nicht ausgewaschen. Der leichte Zitronen- oder Essiggeruch verfliegt, sobald die Haare trocken sind. Durch die Säure werden die Haare weich, glatt und leichter kämmbar. Außerdem glänzen sie danach wunderbar, denn durch die Säure und den Einsatz von kaltem Wasser wird die Schuppenschicht der Haare wieder angelegt, nachdem diese zuvor durch die basische Waschsubstanz aufgeraut wurde. Zu beachten ist allerdings, dass die saure Spülung bei regelmäßiger Anwendung die Farbe aus coloriertem Haar herausziehen kann.

Viele Menschen wünschen sich frisch duftendes Haar. Durch die Anwendung von Shampoo und Co. sind wir daran einfach gewöhnt oder haben Angst, im Umfeld negativ aufzufallen, wenn unser Haar nicht nach Frühlingsblumenwiese duftet. Für gut riechendes Haar könnt ihr am Ende der Haarwäsche eine Duftspülung vornehmen:

Dafür einfach einige Tropfen natürliches, ätherisches Öl mit Wasser gemischt ins Haar geben. Besonders geeignet sind dafür Zitronenmelisse, Lavendel und Jasmin. Zur täglichen Pflege tut auch hier eine Sprühflasche gute Dienste. Eine andere Methode für duftiges Haar ist, ein wohlriechendes Räucherstäbchen zu entzünden und die Haare ein wenig in seinem Rauch zu schwenken. Der Geruch hält sich in den Haaren eine ganze Weile.

Abschließend noch ein paar Worte zur basischen Haar- und Hautpflege, da diese im Moment in aller Munde ist: Eine basische Pflege kann bei allerlei dermatologischen Problemen wahre Wunder bewirken und ist, vor allem als zeitweilige Therapie, sehr gut geeignet einem übersäuerten Organismus die überschüssige Säure zu entziehen. Damit es jedoch zu einer tatsächlichen Entsäuerung kommt, benötigt man einen mindestens 30-minütigen Kontakt mit der basischen Pflegesubstanz und zudem eine recht hohe Temperatur. Beides ist in der Regel bei der herkömmlichen Haarpflege nicht der Fall, der versprochene Nutzen bleibt hier also aus. Beide Voraussetzungen sind zudem nicht gerade gut für unser Haar: Hohe Temperaturen schädigen es und basisches Milieu öffnet die Schuppenschicht und macht das Haar spröde. Fazit: Basische Hautpflege ja. Basische Haarpflege nein - von basischen Mitteln zur Reinigung der Haare einmal abgesehen. Einer basischen Behandlung der Kopfhaut sollte im Anschluss immer eine saure Spülung der Haare folgen.

Tipps zum schonenden Umgang mit der Haarpracht im Alltag

Neben dem Bürsten und dem Verzicht auf Shampoo und Co. gibt es im Alltag noch einige weitere Dinge, die ihr beachten könnt, um gesundes Haar zu bekommen oder zu erhalten. Das Wichtigste wird hier in Kürze zusammengefasst.

Die Spitzen der Haare sollten regelmäßig verschnitten werden, damit sich eventuell vorhandener Spliss nicht nach oben hin ausbreiten kann.

Generell gilt: Nasses Haar ist wesentlich empfindlicher als trockenes Haar. Auf das Trockenrubbeln nach dem Waschen sollte deshalb verzichtet werden - lieber für einige Minuten einen Handtuchturban um den Kopf schlingen. Auch Kämme und Bürsten sind optimalerweise nur bei trockenem (oder maximal leicht feuchtem) Haar zu verwenden. Die Haare werden demnach besser vor dem Waschen gekämmt oder gebürstet - und dann erst wieder im getrockneten Zustand. Bei glattem Haar sollte das anschließende Entwirren kein Problem sein. Wer lockiges Haar hat und nur im nassen Zustand richtig durch die Haare hindurchkommt, kann zum Entwirren vorsichtig die Finger oder einen grobzinkigen Kamm verwenden. Mit nassen Haaren schlafen gehen ist tabu. Auch Haargummis oder geflochtene Zöpfe im nassen Haar sollten eher die Ausnahme bleiben. Die mechanische Beanspruchung kann das Haar schädigen.

Apropos Haargummis: Diese sollten immer mit Stoff ummantelt sein und keine Metallteile enthalten. Und tragt sie möglichst nicht immer an derselben Stelle im Haar, sonst droht Haarbruch. Das Gleiche gilt auch für Spangen und Klemmen jeglicher Art, diese lieber nur selten verwenden. Gerade Metallhaarspangen mit Patentverschluss haben meist scharfe Kanten - diese können mit Textilklebeband leicht umwickelt werden.

Langes Haar gerne öfter hochgesteckt oder geflochten tragen. Das ist schonender als offenes Tragen, denn dabei reibt es oft an der Kleidung oder wird in Jacken und unter Trageriemen von Taschen und Rucksäcken eingeklemmt.

Wer neben der Bürste auch Kämme verwenden möchte, nimmt am besten grobzinkige Kämme aus Holz, Horn oder antistatischem Kautschuk.

Das Haar sollte am besten immer an der Luft trocknen. Wer aus Zeitgründen zum Föhn greifen muss, sollte diesen auf lau oder noch besser kalt einstellen und ihn mindestens 20 Zentimeter von den Haaren entfernt halten. Zudem ist es empfehlenswert, die Haare vor dem Föhnen im Handtuch gut vorzutrocknen. Auch Glätteisen sollten optimalerweise gar nicht oder nur ausnahmsweise zum Einsatz kommen. Stylingprodukte wie Haarlack, Haarspray oder Haarwachs, wenn überhaupt, nur sparsam verwenden. Blondieren oder Färben sowie Dauerwelle verändern nachhaltig die Struktur des Haares und sollten deshalb vermieden oder nur sehr selten angewandt werden. Wer färben möchte, kann auf Naturfärbemittel wie Henna zurückgreifen.

Zum Schluss

.... bleibt eigentlich nur eines zu sagen: Albert Einstein hatte recht. Nach einem Blick in die Natur ist vieles leichter zu verstehen. Und einiges erscheint in einem völlig anderen Licht.

Wenn wir unserem Körper und seinen Fähigkeiten vertrauen; wenn wir Kopfhaut und Haar die Chance geben, sich selbst zu pflegen; wenn wir sie dabei nach Kräften unterstützen, dann entdecken wir unser Haar in seinem ursprünglichsten Zustand, so wie die Natur es für uns vorgesehen hat.

Viel Spaß und viel Erfolg auf deinem Weg zu glanzvoll gesundem Haar!

Weiterführende Links zum Thema

- **Haare und Haarpflege allgemein**

www.langhaarwiki.de

www.langhaarnetzwerk.de

www.kupferzopf.com

www.no-poo.net

- **Bürsten**

www.michael-rogall.de

www.kostkamm.de

www.buerstenscheune.de

- **Haarseife und Naturshampoo**

www.shampoos-ohne-silikone.de

www.alle-meine-haarseifen.blogspot.de

www.savion.de

www.naturkosmetik.info

www.naturpflege.de

7877798R00036

Printed in Germany
by Amazon Distribution
GmbH, Leipzig